LÁBIO DAS SEIS

João Gabriel Sanagiotto

Editora Verso

Editora InVerso

R. Doutor Goulin, 1523 – Alto da Glória
CEP 80040-280 – Curitiba-PR
(41) 3254-1616 e (41) 3558-8001
editorainverso@editorainverso.com.br
www.editorainverso.com.br
Facebook.com/editorainverso
Instagram @editorainverso

Coordenação editorial
Cristina Jones
Editora InVerso

Revisão e diagramação
Carlos LW Jorge

Capa
Adriane Baldini

Dados internacionais de catalogação na publicação
Mona Youssef Hammoud - CRB/ 9ª -1393

S197l SANAGIOTTO, João Gabriel. **Lábio das seis.**
Curitiba: InVerso, 2020.
56p. 13x19cm - PTBR

ISBN: 978-65-86436-69-3

1. Poesia 2. Autorreflexão
I. Título

CDD: B869.14

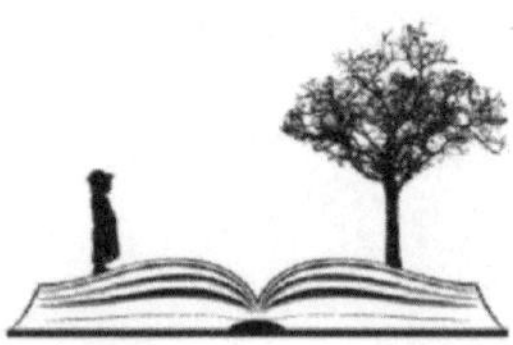

Para Lyne Laisy

Agradecimentos

Aos pintores e ao espanto e ao samba,
agradeço!
Às bailarinas e as roseiras e as chuvas,
agradeço!
Aos pianistas, violinistas, headbangers,
agradeço!
Aos fotógrafos e aos sonhos e ao raro,
agradeço!
Aos grafiteiros e as paredes e as colinas,
agradeço!
Aos palhaços, aos museus, aos professores,
agradeço!

E à padeira Lucéia e o seu bom pastel
— feito em artística leveza —
Agradeço! Agradeço! Agradeço!

mulher assassina

Mulher assassina. Dona de mim.
Mulher do corpo que a visão lampeja:
Mulher que passa... e que flameja...
Mulher que mata, dona de mim...

Mulher que rima... que entardece...
Mulher da rosa que inflama:
Mulher do pecado... mulher da prece...
Mulher que xinga, mulher que ama...

Mulher dos gozos... dos sofrimentos...
Mulher que exige os meus pensamentos:
Mulher do corpo de carmesim...

Mulher caída... efervescente...
Mulher da noite... impura... ardente...
Mulher que mata, dona de mim...

apelo

Eu invoco a mulher diáfana
Posta morta no quarto de hotel.

Eu invoco o rútilo lírio sem pejo
O libérrimo seio passado e magro
Que de parnaso irônico
Destruía a forma perfeita das coisas.

Eu invoco a sem recato, a detestável, a sem
pudor:
Eu invoco a dona destes olhos
amargos obscenos tristes
esquecida e morta no quarto de hotel.

pedido de namoro

Não como rosa ou flor de laranjeira,
Nem com a graça de um belo bumbum:
Tu és mais antiga, podre: velha feiticeira
Que se perfuma alegre pelo próprio pum.

Teus pés não são de beleza profunda
E teu corpo me parece uma tranqueira.
E enquanto escrevo isto, vejo: tu te coças a bunda
Ergues a mão... passas no rosto... e cheiras...

Dos teus seios, pouco digo: duas
Maçãs podres. Gemendo, então:
Uma chaleira. Teu corpo fede a cloro.

Tua boca, a poeira. Tu és como um leão
Extinto de ferocidade. Uma dama crua.
Tu és tudo isso... mais um pouco... e eu adoro.

eu não te amo

Por que eu não digo que te amo?
Oras, os amantes dizem que se amam
Os indiferentes dizem que se amam
Inda meu vizinho e a desdentada
Que batem e choram e latem
Dizem que se amam...

Acontece que o amor, minha querida,
É promoção de feira.
Alguns o compram pensando ser banana
E outros o levam escondido no bolso.

lábio das seis

Ela deitava aos risos na cama macia.
Pernas abertas... maldita dona de meus anseios:
Ela é como a serpente faminta na relva vazia
E sob a luz pálida se tateava os esbeltos seios.

Seu dedo esguio harmonizado chama.
Em vislumbre ao sonho dos reis,
Ele desce... desce... encontra-se com o lábio das seis
E ela me provoca, atenta, com um sorriso de dama...

Partindo a ela, nesta tentação incontrolável,
Sinto o queimar do sol, como um forte isqueiro,
Que me fustigava os olhos... indomável!

E não muito tardava, naquela manhã de janeiro:
Acordei de abrupto e, não muito estável,
Vi-me babando nas margens de meu travesseiro.

Amor... não te espero a plenitude.
De ti exijo senão a obrigatoriedade.
Obriga-me, amor, tira-me a liberdade:
Mata-me com teus ciúmes, com tua vontade.
Cerca-me sem respeito e sem virtude...
Caricia-te ante o momento e a eternidade.
Vamos, amor, causa-me o rude,
Nega-me um beijo e uma saudade.
Faz do teu gosto o meu desgosto.
Afoga-me em teu seio de falsa idade.
Trata-me com ânsia... aponta-me no rosto
com teus dedos de mistério e diversidade.
E quando me vires, amor, já de sangue,
vermelho,
Judia-me a face — me põe de joelho.

amor submisso

as coisas mudam, garota

As coisas mudam, garota, e, como mudam
As coisas, mudam os nossos pensamentos.
Vê tu: dois anos atrás, em teus lamentos,
Disseste temer a morte dos que te abraçam;

Matar-me-ei — tu dizias — matar-me-ei!
Eles se foram... e estás aí, rindo da banalidade
Mundana, sonhando desdobrar cidades,
E ter teu filho — Olavo, pelo que sei...

Não quero que chores... vê Manuel Bandeira:
Tão cedo enfermo... dezoito anos apenas!
Sonhava formar-se em arquitetura...

A doença veio... enegreceu as penas...
Morreu o arquiteto que sonhava Bandeira...
Nasceu a poética pródiga e pura...

O nome daquela menina

Não sei se é Amélia, Bruna ou Sabrina,
Ou Solange, Helena ou Letícia,
O nome daquela menina,
O nome daquela delícia

Não sei se é ruiva, loira ou morena
Se é clássica, romântica ou barroca:
Se ela vagueia na areia serena
Ou se na cama ela cai de boca

E talvez seja Priscila ou Rebecca
Ou talvez não tenha pepeca
E outros quesitos e afins

Mas eu acho que seu nome é Amora
Mas disseram que ela namora
E fim.

mulher de azul

Esta noite
— Apenas esta noite —
Pararei um instante de minha vida
Para apreciar essa mulher de azul.

Ah! Essa mulher de azul:
por que tanta graça na mulher de azul?

Penso nela me enxergando pela janela e dizendo:
— Que horas são, arrumado?
E eu, todo esperto:
— Azul.

C a r n

I

Que saudade tenho do carnaval.
Das moças belas do carnaval.

Lembro de uma que me veio e disse:
— Sou a musa do carnaval! Sou a musa do carnaval!

Em verdade era musa nenhuma
E eu sequer fui ao carnaval.

a v a l

II

É carnaval, é carnaval
Ó mulher felicidade
Do cheiro de chuva rala
Ó mulher que é leveza
É carnaval, é carnaval...

Ó mulher felicidade
É carnaval neste teu seio?
Ó mulher de chuva rala
É carnaval neste teu seio?
Ó mulher que é leveza
É leve mesmo esse teu seio?

Ó mulher que é carnaval,
É carnaval, é carnaval...

A noite é triste, amor, e eu também

Estás, madame, longe de mim e
Eu, longe de ti, esqueço o meu nome.
O riso que sinto é pouco... passa... some
E traz antiga ardência mas que ainda arde

Sinto-te, mulher, pois tua chama sangra
A boca minha que prendeu-se à tua.
Teu seio em mim posto, tua espádua nua
Perdida em meu corpo, me deflagra

O prazer que tive. Hoje a verdade é muda.
Vejo alguém morrer tão triste... e escuta...
Escuta: uma criança chora na varanda

Enquanto a noite é triste e me apavora.
Oh, loura minha, me balance! Pois o poeta
Anda mais triste que aquele que na varanda chora.

Quando vieres, enfim...

Quando vieres, enfim, à minha porta,
Com o último suspiro de amor prestante,
Não quero que me beijes como viajante,
Quando vieres, enfim, à minha porta.

Não quero teu canto nem tua ternura,
Que outrora, toda, mostra-se restante:
Não quero ser breve e nem ser distante
Em teu seio claro e em tua boca escura.

Não quero ver-te, mas quero sentir-te,
Em cada louvor, em cada flagrante,
Em cada resquício que, se solto, aperta.

E em cada sentido, mísero instante,
Quero te amar, amor, quero te amar bastante,
Quando vieres, amante, à minha porta.

Carta em soneto para Dália

Dália, eu não tenho a mínima consideração
Pelos teus pais. Deparei-me, nunca,
Com uma coisa dessas. Tua mãe, adunca
De mente, teu pai, antiquado bolachão,

Te propiciam situações patéticas.
Vê, Dália, eu te amo e eu te quero,
Não me vai cair bem cantar a estimada ética,
Mas não são pais, não: são donos de lero-lero

Que te tratam de maneira tão inconsequente,
Saudosista e burra,
Que eu me incomodo, insanamente!

E antes que os ratos te deem uma surra,
Eu finalizo. Dália, eu não tenho — e sequer almejo —
A mínima consideração pelos teus pais.

[mas pra você, amor, eu mando um abraço, um
beijo!]

Madalena

Madalena, esta face tua
Não é de homem nem de mulher.

Este teu corpo, de textura bruta,
Onde sofro (e bates) a sufocar-me
Não é de homem nem de mulher.

Os teus sonhos, ó Madalena,
Os teus inatingíveis sonhos míseros e lentos
Que te ofuscam a concha da vida
Não são de homem nem de mulher.

A tua bondade, a ternura,
O teu falso desejo, teu perdido filho:
Os teus grunhidos, os teus gemidos,
A tua descrença diante do maior,
Não é coisa de homem nem de mulher.

E inda que me sofras e cales, Madalena,
Como queria que me amasses, ó invejada Flora!
Como queria tê-la deitada em minha ingratidão.
Mas quem me ama são os homens, são as mulheres.
Você não é homem. Tampouco mulher.
És Madalena. A de nome vário.
O invólucro gozo, a perdição.

amor

Esta coisa, inconsútil coisa,
A quem tu pregas o sabor vermelho,
Esta coisa que, quando não ousa,
Solta-se livre, cobre-te o espelho,

Esta coisa tão sutil e tua,
Que deseja homens e palmilha
Seios, esta coisa que se insinua,
Entre o imperfeito e a maravilha,

É a razão de seres tão triste, Antonella!
É ela, sim: esta coisa, quente ou fria,
Que confunde o sonho, que embaça.

O esperado beijo, a fantasia,
O cáustico toque, a latente estrela,
Te transcendem o gozo. Mas passa.

Poeminha simpático para **Lyne Laisy**

lyne as veses vose me chama de infantiu...

lyne eu te quero
muinto mais que pilurito
eu te amo mais que a cabra
ama o seu cabrito

lyne eu queria acha um rima com umildemente
mais eu não acho rima com umildemente
mais saiba que te dedico este meo livro umildemente

lyne vose tanbem é a molher de tudo os meos
poemas...

lyne as veses vose me chama de infatiu
mais vose tanbem é bejos!

preto e **amarelo**

Cá não te resta um mísero bafejo.
Que te dispa dessa esperança iludida:
O que ainda vive, ouve: é o meu desejo
Que a morte te seja mais feliz que a vida.

Ei-la: a vida anuncia a chegada da morte.
Sofreu tanto...! Onde será que pisa fatigado piso?
O que veem tais olhos de ingrata sorte?
Do que bastou o festivo sorriso,

Se agora, em cinzas, ele se parte?
Memórias... talvez memórias boiando
No peito que assistiu a essa funérea ida.

Mas veja, veja como funciona a divina arte:
Não muito longe, alguém, chorando,
Se despe da morte e anuncia a vida.

Perdido em Saturno

Cansei de me ver preso em Saturno
Onde a noite é clara, e o dia, noturno,
Transfigura-me como poeta.
Abdiquei-me, antes, da moça, o olhar
Do coração, o amar, e à terra quero voltar
Pois isto não me completa!
A todos... perdoem-me! Perdi os arpejos
Neste plano, nesta tristeza de desejos
Num ciclo que nunca se encerra!
Deus, louvado Deus, não quero odiar-te
Portanto, diz-me o que tenho que dar-te
Para voltar a minha terra?!

Mantenho-me arrefecido nesta manhã
Que parte rápido à escuridão.
Mantenho-me chorando na anosa louçã
Que não é mais vida; o que será, então?
Não me sorvo nem de falsos amores
Quem dirá da mais sincera alegria,
O que me dão são estas tristes flores
Que murcham rente à luz deste dia.
Não detenho versos pouco consideráveis,
Apenas escórias da minha escrita.
Não tenho poesias deveras afáveis;
Apenas suplícios a esta morte bendita.
Perdoa-me, mãe, por não ver o sol que contigo finda;
Perdoa-me, pai, por nunca ter, sequer, vivido ainda.

Fracasso

Para Débora Facin

Noite de desejos

Vejo, mais acima das cidades,
Predadores famintos que
Dilaceram suas presas
Sem qualquer misericórdia
E depois pregam a misericórdia
Para dilacerar.
Abrindo o novo olho, acredite:
Vejo o ânimo das presas
Em serem presas.

Vejo, mais à frente,
Poemas pegando fogo
Progressos pegando fogo
Bandeiras pegando fogo
Verdades pegando fogo
Pessoas pegando fogo
E tudo continuará pegando fogo
Pois os bombeiros foram demitidos
E a chuva cansou de cair.

Vejo, mais para baixo,
Um menino chorar no
Corpo morto de seu pai
Uma menina se suicidar
Pelos sonhos perdidos de sua mãe
E esse sol que nunca nasce
E essa terra que nunca gira
Nessa noite de desejos,
Nessa noite de desejos.

Seu Justiceiro

Começo da manhã
Seu Justiceiros passa
Em frente a seu passarinho
(preso em gaiola de ferro)
Que canta, canta, canta...

Justiceiro no entanto
Homem livre e brasileiro
Senta à mesa de madeira
Acende o seu cigarro
E chora, chora, chora...

milhões, ombros e seios

Quando em cima de um prédio
O suicida pensou em se matar
Já de vestes caídas e em bálsamo sepulcral
Lembrou-se do dinheiro que tinha
Dos amigos que tinha
Dos amores que tinha
E se jogou.

por que choras, Helena?

Por que choras, Helena?
Perdeste a raiz do sol de verão?
Fartou-se da pílula teu fraco estômago?
Amaste muito quem a outro ama?
Cachorro enterrado em teu jardim?
Não mais teu? Vendeste? Perdeste?!
E quanto ao umbigo? Perdeu? Ganhou?!
Tuas veias ainda circulam?
Teu pai ainda te ama?
Tu o amas? Ama? Pois devia amar!
Já que tão cedo partiu tua mãe
E teu irmão... Helena... meu Deus!

Por que choras, Helena?
Levanta-te! Levante-te!
Deixa-te de pesar, Helena,
E dança como tu dançavas!
Escuta o canto dos pássaros!
Abre a janela de tua casa!
Atende o telefone, Helena! Atende!

...Ainda te restam forças para atendê-lo, Helena?

Foras mais forte, Helena!
Preocupo-me com tua fraqueza!
Repete comigo, Helena;
Pai nosso que estais no céu
Santificado seja o vosso... Helena!!
Repita comigo ou morra chorando:
Pai nosso que estais no céu...
Basta, Helena, cansei!
Abre a boca! Abre a boca!
Um, dois, três, quatro!
Deita-te e dorme!
Deita-te e dorme!

Bom dia, Helena,
Os teus olhos ainda abrem?
A coloração é ainda a mesma?
Azul, azul e azul?
Problemática!
É verde, amarelo e vermelho!
Por que és tão burra?
Por que não quer ninguém?
Diz-me, Helena, por que é assim?
Diz-me, Helena, diz-me!
Por que choras, Helena,
Por quê?

a pintora e o pássaro

A pintora e o pássaro
Tinta pra cá... Tinta pra lá...
Tinta pra cá... Tinta pra lá...

(Amarela
Verde
Azul...)

Tinta pra cá... tinta pra lá...
Tinta pra cá... tinta pra lá...

(um pássaro pousa em seu braço...)

Tinta pra cá... tinta pra lá...
Tinta pra cá... tinta pra lá...
— Pra lá o medo... pra cá leveza...

(Para... escuta... sente...)

Tinta pra cá... tinta pra lá...
Tinta pra cá... tinta pra lá...

...um pássaro adormecido: semente.

êxtase

Aluno um.

— Presente!

Aluno dois.

— Presente!

Aluno três.
...Aluno três? Alguém sabe onde diabos está o aluno três?

— ele foi viver de sonho, professor.

pálpebras da vida

Na vida tudo parte.
Minha vó partiu como os ventos que
Dispunham-na afagos pela janela,
Meu vô partiu antes mesmo de eu saber
O significado de tal palavra,
Antes mesmo de eu amar, sofrer e ver-me
No espelho de casa,
Que inda partia sob as fumaças do
Chuveiro quente.
Outrora esta árvore parte,
O Rafael partirá também,
Chorará Julia em seu colo morto e,
Não muito depois, será mesa de pranto
De outra pessoa.
Meus pais partirão como estrelas
Que talvez eternas não sejam.
Não tens que ser eterno.
Eu partirei entre os murmúrios de:
"Ele partiu"
Estiolados pelas eternas lembranças de:
"Ao menos viveu".

maturidade

Jãozin 14 era imaturo
Gazeava aulas de matemática
Pra subir na caixa da água.

Jãozin 16 é mais evoluído
Mata as aulas ead
Pra escrever sua poesia.

indecisão

A indecisão me corrompe. Ora quero
Ser rei, tê-la nos braços; ora anseio
Viver uma tragédia antiga. Ora espero
Que me humilhe, me use no ócio

E dê-me, fantoche, pruma feia amiga.
Ora penso viver eternidades... me poetar!
Ora lamento a vida... erro uma tola rima...
E de tanto estar onde não quero estar

Me acho e me perco num etéreo sonho.
Basta — tu dizes — basta! Estás
Lúcido neste teu firmamento?

Não sei! Mas o segredo do poeta risonho
É querer algo e não o querer mais.
Te digo: eu quero este como meu soneto!

— Não, meu filho, não o quero mais!

o mané do chapéu

O mané do chapéu é bom
Possui óculos mui negros
Poeta. O mané é poeta
E às vezes esquece o chapéu

Tenta fazer um soneto
O mané tem muita preguiça.
O mané tem sono da vida
Mas e quem é que não tem?

O mané vive na penumbra
Quando muito em laranjeiras
Quebrando regras raquíticas.

E quando pensa em levantar
Em girar o mundo poético
O mané quebra o soneto
E a matemática quebra o mané

E se as crianças quiserem se molhar
Deixem que se molhem.

Os dias vão caindo
Os anos escurecem
E os sonhos se perdem como gotas.

A graça da vida é viver pela arte
E não há beleza maior que essa.

um humilde pedido

sociais (paródias

What time is it

Diz a madame sabida

Pro criado moderno

Traçado a tantos laços

A tantas marcas na rasteira.

Mas os bons criados modernos

Nascidos de boas terras

Dizem todos os dias

Deixa disso muié

É um por doi e doi por trê

pronominais)

o crítico

Ontem quando o melhor
Psicólogo do mundo
Teve como paciente
Um crítico
Não durou muito tempo
Pois conjugou um verbo errado

Hoje o melhor
Psicólogo do mundo
É paciente do segundo melhor
E o crítico continua
Comendo moscas
Caçando vírgulas

ingrato(s)

Ousarás, quem sabe, a face desgraçada,
Dizer que o ingrato é, na verdade,
O vizinho distante, a virgem de estrada,
Ingratíssimos seres de ingrata maldade.

Estes, porém, em sua realidade,
Como trabalha a esforçada pulga,
Pularão ofensas com agilidade
E julgarão ingrata a face que os julga.

Tais rumores de ambígua constância
Palmilharão nos ouvidos da ignorância
De quem jura ter amado quem jamais amou.

É tempo de mentira em véu de inocuidade:
Sou eu que minto e tu fala a verdade?
Tu és o ingrato ou sou eu quem sou?

Pedrin, fala pá tu:
Fecha esse livro, meu camarada...
Aqui tem dor, choro e tragédia
Tu é tão novo, viveu foi nada...

Jãozin, fala pá tu:
O que tu escreve pá mim é nada:
Os farda matou minha mãe
Na rua... ontem... ensanguentada!

sistema

Bananas
Bananinhas
Bananas amarelinhas
Bananinhas vermelhas
Algumas mais escuras
Outras escondidas
Outras na boca da desgraça
Mas nenhuma verdadeira
Nenhuma banana
Nenhuma!

Eles acham que sim
Mas o que vejo na penumbra
É uma face tão tristonha
Perdeu um sonho... coitada!
Um... dois... tarefa de casa!
Um... dois... feijão com arroz!
Um... dois... um... dois... onde está o três, sinhô?
Sinhô, o quatro?

bananolesco

Bananinha fedida da semana
Que move as águas
Oh anjo iluminai tais católicos
Bananinha das águas
Não sou tubarão, seu moço!
Não sou tubarão, seu moço!
Sequer me ensinaste a
Escrever meu nome...

Sei que sois maçãs!
Sentida época que nos reconhecíamos!
Tais maçãs diferentes
Tais maçãs únicas
Não fosse uma ordem
Uma bica na testa
Quem sabe ainda seríamos
A maçã do fundo
A maçã do centro
A maçã esperta
Mas o professor disse bom dia turma
E a turma respondeu bom dia.

hoje

Hoje o Marcos virou a Maria
A Maria virou o Pedro
O Pedro virou o cachorro
E o cachorro miou sem medo!

A noite tornou-se dia
O sol vestiu-se de lua
E é a lua que irradia
O verão de cinco graus

Que deu com o mundo?
Ah! Não me importo
Pois não sou imundo;

Sei bem, e logo solto:
Sou homem, sou meu!
Sou o João... sou eu?

Santovido Tão Bra$il

Fazendeiro Santovido
Quer laranja raro gosto
No pico do fino galho
Mais alto da laranjeira

Santovido é de força
Peito leva cem Brasis
E cos pé chorado a sangue
Santovido vence a dura
Mais alta da laranjeira

Sequer uma lambida
Não bastava pior imigo
Que esse vento tri obeso
Nem de moça nem de prego
Santovido fazendeiro
Tomba em grama e bruta chuva.

Eta Santo árcade bom
Eta laranja xaropiada
Diz os bairon que se foram junto
Entre formigas e urubus.

O que resta ao poeta inconsequente
É um bom cachimbo de bom deleite
Um olhar que o olhe, perdidamente,
Na cama, no verso, no olho, na mente...

o que resta

Nada mais necessita o desgraçado.
Talvez um leve reconhecimento...
Esqueça a fama: precisa é ter um peito
Jamais morto, com medo, calado...

ao poeta

E o poeta que devaneia: louvado seja!
A realidade é dupla naquela mente
Que sonha, que cria, que deseja...

inconsequente

Pois a lira boa é a lira dos estranhos:
aqueles cuja existência se dá, somente,
Pela vaga busca de um perdido sonho!

apeixado

Cansado do normal e do reto
O poeta se atira no rio
E vira peixe

o

bom

poema

O bom poema não precisa ser rebuscado
O bom poema não precisa de regras

O bom poema é aquele que foi preso
Foi solto foi preso foi solto foi preso
Mas nunca deixou de ser ele mesmo

O bom poema não precisa de rima
O bom poema não precisa ser ode

O bom poema é aquele verdadeiro
Aquele desgraçado que morreu ontem
E hoje — sem qualquer explicação —
Está vivo novamente

O bom poema é o que grita no peito do povo
É o que faz disso uma rima com ovo
E se contenta (de novo)

O bom poema
Se despe de qualquer lambança
Se despe de qualquer gramática
Ou de formalidades chatas

O bom poema na verdade
É a saudade da mina

Mas isso nós deixa quieto
Se não nós chora

Leitor que me lês,

Se triste estiver
A poética recomenda:
Acenda um cachimbo e relaxe...

Mas agora se estiver contente
Acenda dois
E comemore...

Leia também:

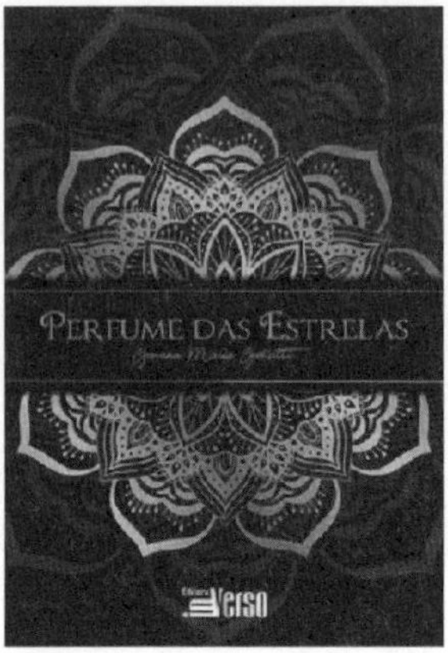

Perfume das Estrelas dá continuidade ao intenso feminino da escrita sutil de Geovana. Assim como em *Vento dos Amores,* a autora proporciona ao leitor poemas que vertem uma gama de sentimentos inerentes ao ser humano. A busca torna-se caminho! A espiritualidade conduz!

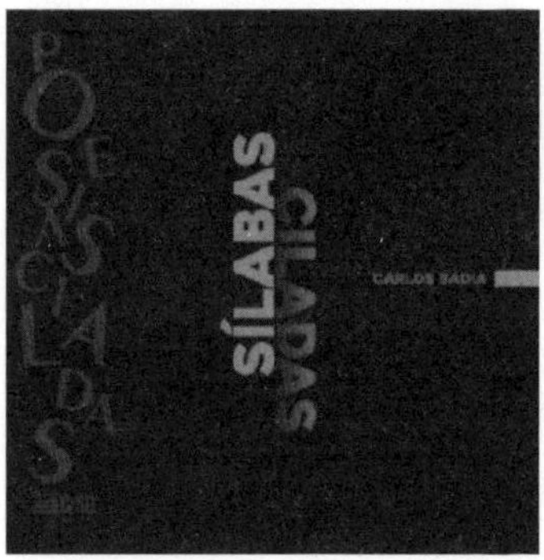

Alguém acostumado a encontrar na poesia algo como exercícios de contemplação sem dúvida será sobressaltado pela leitura de **Sílabas Ciladas** logo nas primeiras páginas. Por aqui, é prudente avisar que não há vestígio de apatia, e mesmo que muitas vezes se revele intensamente reflexivo, trata-se de um livro que procura o leitor. Deseja falar-lhe. Instigá-lo. Mostrar-lhe coisas numa perspectiva que, se não pode ser esquematizada ou fixada apenas num determinado estilo, diz muito mais respeito ao pleno uso que Carlos Badia faz da liberdade.